MARAGE

CTEUR EN MÉDECINE ET DOCTEUR ÈS SCIENCES
LAURÉAT DE L'INSTITUT

Traitement

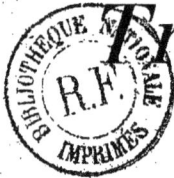

de la

Surdi-Mutité

CHEZ L'AUTEUR
14, Rue Duphot, Paris.

TRAITEMENT DE LA SURDI-MUTITÉ

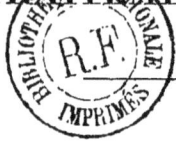

Lorsque, après avoir éliminé les causes d'erreur, on prend le tracé des différentes vibrations que l'oreille est destinée à recevoir, on constate que l'on peut les diviser en trois classes : les *bruits*, caractérisés par des vibrations continues, non périodiques irrégulières ; les *instruments de musique*, représentés par des vibrations continues, périodiques régulières, dont la plus simple est fournie par le diapason à branches ; enfin la *voix*, dont les vibrations fondamentales sont discontinues, périodiques régulières, mais sur lesquelles viennent se greffer tous les harmoniques spéciaux à chaque sujet.

Il est évident qu'une oreille anormale, comme celle d'un sourd-muet, ne percevra pas également toutes ces vibrations différentes : si l'on veut voir se développer son acuité auditive, il faudra commencer par les vibrations les plus simples : c'est ce que j'avais indiqué en 1898, dans une note présentée à l'Académie de médecine ; à cette époque, je n'avais pas encore fait la synthèse des voyelles, aussi je me servais des diapasons et des résonnateurs de Kœnig, que la loi de Seebeck et les tracés, obtenus par moi, me permettaient de prendre comme embouchures, lorsqu'on faisait entendre aux sourds-muets les voyelles naturelles.

Mais comme le but à atteindre est l'audition de la parole, j'ai pensé à faire entendre aux sourds-muets les vibrations fondamentales des voyelles OU, O, A, É, I produites par une sirène spéciale ; j'ai décrit cette méthode au mois de novembre dernier, dans une note présentée à l'Institut et à l'Académie de médecine sur le *Traitement scientifique de la surdité.*

J'indique aujourd'hui la technique suivie avec les sourds-muets ; les résultats que j'ai obtenus sont suffisants pour permettre de fixer la méthode à employer :

1° Au moyen de la sirène, on commence par déterminer exactement l'acuité auditive du sourd-muet ; bien que plusieurs de mes sujets fussent regardés comme des sourds complets, car ils n'entendaient absolument rien dans la vie habituelle, j'ai pu arriver à trouver certaines voyelles artificielles capables d'impressionner l'oreille.

2ᶜ Chaque jour, on fait entendre pendant cinq minutes, à chaque oreille, une des voyelles artificielles, en ayant soin de commencer par la voyelle qui, à l'acoumètre, est entendue sous la pression la plus faible ; non seulement la sensation éprouvée par le sourd-muet n'est pas douloureuse, mais encore il ressent un véritable plaisir et il attend avec impatience la séance quotidienne.

3° Dans les établissements, pour ne pas modifier le règlement, le traitement peut être fait pendant la récréation de midi et demi : deux élèves viennent ensemble dans la salle, le premier fait son exercice, et, au bout de dix minutes, il va chercher le troisième pendant que le second le remplace ; il n'y a ainsi aucun changement appréciable dans le régime intérieur de la maison.

4° Les séances sont faites tous les jours et on mesure l'acuité auditive chaque semaine, de manière qu'il est facile de suivre les progrès du malade et de voir sur quelle voyelle il faut insister.

5° Lorsque l'acuité auditive est remontée au-dessus de $\frac{1}{200}$, d'après l'échelle que j'ai indiquée, on fait répéter à l'élève avec sa tonalité, la voyelle artificielle qu'il vient d'entendre ; avec certains sourds-muets, il faut parfois beaucoup de temps pour arriver à leur faire comprendre ce que c'est que répéter ce qu'ils entendent ; pour eux, il semble qu'il n'y ait aucun lien entre le centre auditif et le centre du langage ; et même, avec un sujet, absolument inintelligent il est vrai, je n'ai jamais pu y arriver (observation 5) et j'ai dû y renoncer.

6° Lorsque l'acuité auditive est comprise entre $\frac{1}{60}$ et $\frac{1}{20}$, on commence à faire entendre, à la voix nue, les voyelles naturelles, en ayant bien soin d'interposer, entre la bouche du parleur et l'oreille de l'auditeur, un mouchoir ou une membrane de caoutchouc pour empêcher le souffle d'arriver au contact de l'épiderme ; autrement le sourd-muet distinguerait très vite les voyelles d'après la sensation que le courant d'air buccal lui fait éprouver, et l'on serait induit en erreur.

7° Lorsque les voyelles naturelles OU, O, A, É, I seront ainsi nettement entendues à la voix nue et répétées par le sourd-muet avec leur tonalité, il faudra lui apprendre à entendre et à répéter, comme on le fait à un enfant, en suivant l'ordre et les règles indiquées par le Dr Jousset, de Lille.

8° Le sourd-muet devra en même temps apprendre à entendre sa propre voix soit au moyen du Cornet Masseur, soit avec sa main servant de porte-voix ; il se récitera ainsi à lui-même ses leçons, ce qui sera un excellent exercice.

9° Les exercices avec la sirène devront durer quarante séances en moyenne ; si au bout de ce temps on n'a obtenu aucun résultat (ce qui ne m'est jamais arrivé du reste), il semble inutile de continuer ; si au contraire l'acuité auditive continue à s'améliorer, il est préférable de ne pas cesser le traitement.

10° Les résultats se maintiennent, même quand on cesse les exercices acoustiques avec la sirène, à condition que l'on fasse fonctionner l'oreille à la voix nue ou avec des instruments de musique ; car il ne faut pas oublier que : plus on entend, mieux on entend.

11° Si le sujet est absolument inintelligent, les résultats seront médiocres, en ce sens qu'il pourra manifester par des gestes sa joie d'entendre, mais qu'on n'arrivera probablement pas à lui faire comprendre ce qu'il entend et à le lui faire répéter.

Conclusions. — Cette méthode d'exercices acoustiques est absolument sans danger ; elle procure aux sourds-muets un véritable plaisir et elle les rend aptes à faire des exercices acoustiques à la voix nue ; le règlement intérieur des instituts n'en est nullement modifié ; enfin l'acuité auditive étant exactement mesurée par la sirène acoumètre, il est impossible de se laisser induire en erreur par le sujet.

Le médecin doit seul avoir la direction de ce traitement, car il est seul capable de diagnostiquer si l'oreille est atteinte d'une affection, otorrhée ou autre, qui serait une contre-indication.

OBSERVATIONS

1° Mlle..., quatre ans et demi ; soignée sans succès à Berlin, à Vienne, à St-Pétersbourg ; n'a jamais rien entendu ; aucun antécédent, pas d'incoordination des mouvements, aucune lésion apparente.

| | **Oreille droite.** | | | | **Oreille gauche.** | | | |
	DÉBUT.	6ᵉ JOUR.	12ᵉ JOUR.	18ᵉ JOUR.	DÉBUT.	6ᵉ JOUR.	12ᵉ JOUR.	18ᵉ JOUR.
OU	0	$\frac{1}{205}$	$\frac{1}{100}$	$\frac{1}{10}$	0	$\frac{1}{210}$	$\frac{1}{94}$	$\frac{1}{8}$
O	0	$\frac{1}{205}$	$\frac{1}{30}$	$\frac{1}{5}$	0	$\frac{1}{210}$	$\frac{1}{35}$	$\frac{1}{5}$
A	0	$\frac{1}{280}$	$\frac{1}{20}$	$\frac{1}{5}$	$\frac{1}{300}$	$\frac{1}{210}$	$\frac{1}{15}$	$\frac{1}{5}$
É	0	$\frac{1}{220}$	$\frac{1}{25}$	$\frac{1}{5}$	0	$\frac{1}{210}$	$\frac{1}{15}$	$\frac{1}{5}$
I	0	0	$\frac{1}{40}$	$\frac{1}{5}$	0	$\frac{1}{205}$	$\frac{1}{50}$	$\frac{1}{5}$

En pratique, voici ce que les parents ont constaté. Au huitième jour, elle entend un sifflet. Au douzième jour, elle entend un diapason, le bruit d'un robinet d'eau, une sonnette, une casserole sur laquelle on frappe. Au quatorzième jour, elle entend quand on l'appelle ; elle ferme le piano et le referme pour faire du bruit. Au dix-huitième jour, elle entend A naturel et le répète. Au vingtième jour, elle entend un chien aboyer, et elle danse en mesure en entendant le piano. Elle fait du bruit pour le plaisir de l'entendre.

2° M..., sept ans.

Surdi-mutité arrivée, paraît-il, à la suite d'une chute dans un escalier à l'âge de dix-sept mois ; grand comme un enfant de trois ans, ne sait ni lire ni écrire, pas d'incoordination des mouvements.

Dit « papa, maman » ; c'est tout : il n'a pas de végétations adénoïdes.

Trompes perméables.

Rien d'anormal dans les oreilles.

L'acuité auditive est la même pour les deux oreilles, ou du moins, on ne trouve pas de différence.

Après le cinquième massage, il commence par entendre couler un robinet d'eau, puis la pendule sonner, une porte se fermer, des sous tomber ; à la dixième séance, il entend tout ce qu'on lui dit et... le répète de travers ; ainsi il dit « tambour, monsieur » au lieu de « bonjour, monsieur » ; mais chaque jour il fait des progrès et il *s'amuse à faire du bruit pour l'entendre ;* il est donc très probable que les exercices acoustiques bien faits lui feraient comprendre et répéter tous les mots.

	DÉBUT.	6ᵉ JOUR.	12ᵉ JOUR.	18ᵉ JOUR.
OU	$\frac{1}{240}$	$\frac{1}{100}$	$\frac{1}{50}$	$\frac{1}{10}$
O	$\frac{1}{220}$	$\frac{1}{40}$	$\frac{1}{35}$	$\frac{1}{5}$
A	$\frac{1}{220}$	$\frac{1}{60}$	$\frac{1}{20}$	$\frac{1}{5}$
É	$\frac{1}{220}$	$\frac{1}{100}$	$\frac{1}{30}$	$\frac{1}{5}$.
I	$\frac{1}{220}$	$\frac{1}{60}$	$\frac{1}{25}$	$\frac{1}{5}$

3° Mlle..., huit ans et demi. Surdi-mutité congénitale; très intelligente, a suivi tous les traitements ordi-
naires sans succès.

	Oreille droite.			Oreille gauche.		
	DÉBUT.	6ᵉ JOUR.	12ᵉ JOUR.	DÉBUT.	6ᵉ JOUR.	12ᵉ JOUR.
OU	$\frac{1}{280}$	$\frac{1}{207}$	$\frac{1}{202}$	$\frac{1}{240}$	$\frac{1}{210}$	$\frac{1}{205}$
O	$\frac{1}{220}$	$\frac{1}{205}$	$\frac{1}{201}$	$\frac{1}{220}$	$\frac{1}{205}$	$\frac{1}{203}$
A	$\frac{1}{210}$	$\frac{1}{205}$	$\frac{1}{201}$	$\frac{1}{220}$	$\frac{1}{205}$	$\frac{1}{203}$
É	$\frac{1}{225}$	$\frac{1}{205}$	$\frac{1}{203}$	$\frac{1}{320}$	$\frac{1}{220}$	$\frac{1}{210}$
I	$\frac{1}{400}$	$\frac{1}{260}$	$\frac{1}{203}$	0	$\frac{1}{250}$	$\frac{1}{220}$

Au douzième jour, la malade a *cessé le traitement*, parce
que les parents trouvaient les progrès trop peu rapides !

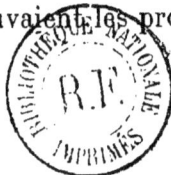

4° M..., onze ans, une sœur sourde-muette, deux autres frères bien portants ; a suivi sans succès les traitements habituels.

	Oreille droite.				**Oreille gauche.**			
	DÉBUT.	6ᵉ JOUR.	12ᵉ JOUR.	18ᵉ JOUR.	DÉBUT.	6ᵉ JOUR.	12ᵉ JOUR.	18ᵉ JOUR.
OU	$\frac{1}{205}$	$\frac{1}{202}$	$\frac{1}{202}$	$\frac{1}{202}$	$\frac{1}{220}$	$\frac{1}{205}$	$\frac{1}{205}$	$\frac{1}{202}$
O	$\frac{1}{180}$	$\frac{1}{60}$	$\frac{1}{40}$	$\frac{1}{20}$	$\frac{1}{205}$	$\frac{1}{202}$	$\frac{1}{202}$	$\frac{1}{160}$
A	$\frac{1}{200}$	$\frac{1}{120}$	$\frac{1}{80}$	$\frac{1}{30}$	$\frac{1}{205}$	$\frac{1}{202}$	$\frac{1}{202}$	$\frac{1}{140}$
É	$\frac{1}{180}$	$\frac{1}{60}$	$\frac{1}{40}$	$\frac{1}{30}$	$\frac{1}{200}$	$\frac{1}{90}$	$\frac{1}{80}$	$\frac{1}{80}$
I	$\frac{1}{200}$	$\frac{1}{60}$	$\frac{1}{40}$	$\frac{1}{20}$	$\frac{1}{200}$	$\frac{1}{100}$	$\frac{1}{20}$	$\frac{1}{10}$

La parole est entendue à 50 centimètres de distance par l'oreille droite : le traitement a été cessé beaucoup trop tôt, pour la même raison *que l'observation* 3.

5° M..., onze ans, surdi-mutité congénitale, frère bien portant, incoordination des mouvements, intelligence très peu développée ; après huit mois de leçons données par un professeur de sourds-muets, il est incapable d'écrire les lettres de l'alphabet et de répéter une seule voyelle.

	Oreille droite.						Oreille gauche.			
	DÉBUT.	6e J.	12e J.	18e J.	40e J.	DÉBUT.	6e J.	12e J.	18e J.	40e J.
OU	$\frac{1}{400}$	$\frac{1}{290}$	$\frac{1}{210}$	$\frac{1}{205}$	$\frac{1}{205}$	0	0	$\frac{1}{220}$	$\frac{1}{205}$	$\frac{1}{205}$
O	$\frac{1}{340}$	$\frac{1}{260}$	$\frac{1}{205}$	$\frac{1}{205}$	$\frac{1}{205}$	$\frac{1}{400}$	$\frac{1}{240}$	$\frac{1}{210}$	$\frac{1}{210}$	$\frac{1}{210}$
A	0	$\frac{1}{320}$	$\frac{1}{210}$	$\frac{1}{205}$	$\frac{1}{205}$	0	$\frac{1}{320}$	$\frac{1}{210}$	$\frac{1}{210}$	$\frac{1}{210}$
É	0	0	0	$\frac{1}{210}$	$\frac{1}{210}$	0	$\frac{1}{330}$	$\frac{1}{210}$	$\frac{1}{210}$	$\frac{1}{210}$
I	$\frac{1}{420}$	$\frac{1}{380}$	$\frac{1}{290}$	$\frac{1}{210}$	$\frac{1}{210}$	0	$\frac{1}{340}$	$\frac{1}{260}$	$\frac{1}{260}$	$\frac{1}{260}$

Ce qu'il y a de très particulier dans ce cas, c'est qu'à partir du dix-huitième jour aucun progrès n'a été fait ; l'enfant prenait un grand plaisir à écouter la sirène et il manifestait sa joie en donnant de grands coups de poing à sa bonne ; la méthode lui a donc permis d'entendre certains sons qu'il ne percevait pas au début, mais en pratique c'est un insuccès, que du reste le développement intellectuel insuffisant permettait de prévoir.

6° Mlle…, treize ans, surdi-mutité congénitale; instruite par la méthode orale; incoordination des mouvements: par exemple, elle veut tirer un rideau, elle le déchire; elle veut vous faire une caresse, elle vous griffe, etc.

	Oreille droite.					Oreille gauche.				
	DÉBUT.	6e J.	12e J.	18e J.	24e J.	DÉBUT.	6e J.	12e J.	18e J.	24e J.
OU	$\frac{1}{203}$	$\frac{1}{25}$	$\frac{1}{15}$	$\frac{1}{5}$	$\frac{1}{3}$	$\frac{1}{300}$	$\frac{1}{60}$	$\frac{1}{6}$	$\frac{1}{5}$	$\frac{1}{5}$
O	$\frac{1}{201}$	$\frac{1}{10}$	$\frac{1}{10}$	$\frac{1}{5}$	$\frac{1}{5}$	$\frac{1}{230}$	$\frac{1}{30}$	$\frac{1}{5}$	$\frac{1}{5}$	$\frac{1}{3}$
A	$\frac{1}{201}$	$\frac{1}{10}$	$\frac{1}{7}$	$\frac{1}{3}$	$\frac{1}{2}$	$\frac{1}{340}$	$\frac{1}{30}$	$\frac{1}{5}$	$\frac{1}{5}$	$\frac{1}{3}$
É	$\frac{1}{202}$	$\frac{1}{30}$	$\frac{1}{10}$	$\frac{1}{5}$	$\frac{1}{3}$	0	$\frac{1}{95}$	$\frac{1}{5}$	$\frac{1}{5}$	$\frac{1}{3}$
I	$\frac{1}{206}$	$\frac{1}{25}$	$\frac{1}{5}$	$\frac{1}{5}$	$\frac{1}{2}$	0	$\frac{1}{40}$	$\frac{1}{5}$	$\frac{1}{5}$	$\frac{1}{2}$

L'incoordination des mouvements a disparu; la malade a fini par répéter ce qu'elle entendait (bien entendu, elle ne voyait pas la bouche du parleur), mais seulement à partir de la vingtième séance; elle entendait mais elle n'avait pas l'idée de répéter ce qu'elle entendait, même quand on le lui ordonnait.

Actuellement elle *entend* et *répète* toutes les voyelles naturelles et artificielles *avec leur tonalité;* elle entend les phrases parlées *lentement* et *distinctement* et les répète.

Naturellement les bruits extérieurs et les vibrations musicales ont été entendus dès la dixième séance; je dis « naturellement », car les vibrations de la parole sont les plus complexes et les plus *difficiles à percevoir;* six mois après la fin du traitement, l'acuité auditive n'a pas baissé.

7° Mlle..., dix-neuf ans, surdi-mutité congénitale, douze frères et sœurs bien portants ; elle a passé plusieurs années dans une école de sourds-muets.

	Oreille droite.						Oreille gauche.					
	DÉBUT.	6e J.	12e J.	18e J.	24e J.	30e J.	DÉBUT.	6e J.	12e J.	18e J.	24e J.	30e J.
OU	$\frac{1}{230}$	$\frac{1}{210}$	$\frac{1}{210}$	$\frac{1}{202}$	id.	$\frac{1}{150}$	$\frac{1}{260}$	$\frac{1}{210}$	$\frac{1}{210}$	$\frac{1}{210}$	id.	$\frac{1}{140}$
O	$\frac{1}{225}$	$\frac{1}{205}$	$\frac{1}{203}$	$\frac{1}{100}$	id.	$\frac{1}{40}$	$\frac{1}{210}$	$\frac{1}{205}$	$\frac{1}{205}$	$\frac{1}{195}$	id.	$\frac{1}{160}$
A	$\frac{1}{225}$	$\frac{1}{180}$	$\frac{1}{180}$	$\frac{1}{180}$	id.	$\frac{1}{160}$	$\frac{1}{205}$	$\frac{1}{160}$	$\frac{1}{160}$	$\frac{1}{195}$	id.	$\frac{1}{180}$
É	0	$\frac{1}{240}$	$\frac{1}{205}$	$\frac{1}{202}$	id.	$\frac{1}{202}$	0	$\frac{1}{260}$	$\frac{1}{210}$	$\frac{1}{210}$	id.	$\frac{1}{205}$
I	0	$\frac{1}{240}$	$\frac{1}{240}$	$\frac{1}{205}$	id.	$\frac{1}{202}$	0	$\frac{1}{280}$	$\frac{1}{205}$	$\frac{1}{205}$	id.	$\frac{1}{202}$

En pratique voici ce que les parents ont constaté : au cinquième jour, elle entend la corne du tramway ; au huitième jour, elle entend quand elle frappe un seau contre un obstacle, un coup de fouet, le clairon ; puis plus tard les voyelles artificielles et les voyelles naturelles, qu'elle peut répéter ; ensuite des mots comme « papa, maman ». Pour elle, c'est une véritable joie d'entendre la musique militaire. Naturellement, maintenant il faut lui apprendre peu à peu, à la voix nue, les mots les plus usuels.

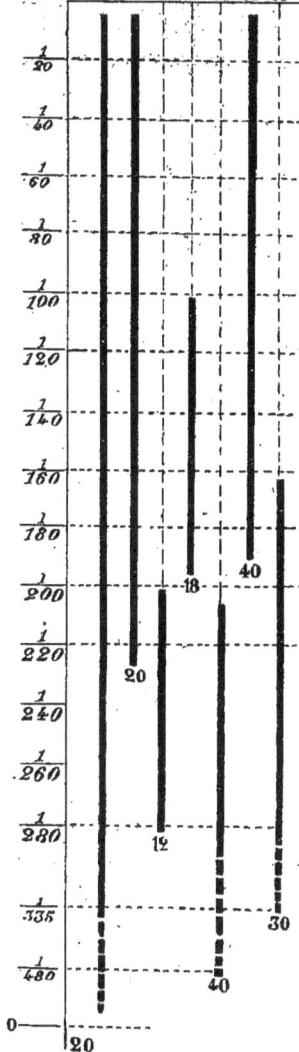

GRAPHIQUE DES OBSERVATIONS.

Les ordonnées représentent les acuités auditives $\frac{1}{20}$, $\frac{1}{40}$, etc.; les abscisses, les numéros des observations, au-dessous l'âge des malades; au bas de la ligne pleine, le chiffre indique le nombre des séances : par exemple, le malade 6 avait au début une acuité auditive de $\frac{1}{190}$, et à la fin du traitement $\frac{1}{5}$, son âge était treize ans, et il y a eu 40 séances.

Au-dessous de $\frac{1}{200}$, la parole n'est entendue que par l'intermédiaire d'un cornet acoustique.

PRINCIPAUX OUVRAGES DU MÊME AUTEUR

Anatomie descriptive du sympathique thoracique des oiseaux (Médaille de la Faculté de Paris), in-8° de 68 p. avec fig. (Davy, éd.), Paris, 1887.

Anatomie et histologie du sympathique des oiseaux, in-8° de 72 p. avec fig. et pl. en couleurs (Masson, éd.), Paris, 1889.

Questions de physique, 3ᵉ édit., in-18 de 136 p. avec fig. (Masson, éd.), Paris, 1895.

Memento d'histoire naturelle, in-18 de 216 p. avec 102 fig. (Masson, éd.), Paris, 1890.

Note sur un nouveau sphygmographe (récompensé par la Faculté de médecine) (1889).

Électricité médicale et galvanocaustie (1890).

Traitement par la résorcine en solution concentrée de l'hypertrophie du tissu lymphoïde pharyngien, 1892. (Masson, éd.).

Utilité des injections de liqueur de Van Swieten dans le tissu des tumeurs d'aspect cancéreux.

Stéthoscope à renforcement.

Traitement de la diphtérie, in-8° de 40 p. (1894).

Traitement médical des tumeurs adénoïdes, in-8° de 35 p. avec fig., Paris, 1895 (Masson, éd.) (*Académie de médecine.*)

Les divers traitements de l'hypertrophie des amygdales, Paris, 1895. (Masson, éd.)

Serre-nœud électrique automatique et pince à forci-
pressure pour la région amygdalienne (récompensé par
la Faculté de médecine), Paris, 1896. (Masson, éd.)

Note sur un nouveau cornet acoustique servant en
même temps de masseur du tympan, 1897. (Masson, éd.)

Étude des cornets acoustiques par la photographie des
flammes de Kœnig, 11 planches (récompensé par la
Faculté et par l'Académie de médecine), Paris, 1897.
(Masson, éd.)

Contribution à l'étude des voyelles par la photographie
(37 pages).

Comment parlent les phonographes. *Cosmos*, 1898. (*Vie
scientifique.*)

La voix des sourds-muets. (*Académie de médecine*,
5 avril 1898.)

Résumé des conférences faites à la Sorbonne sur les
voyelles.

Exercices acoustiques chez les sourds-muets.

Traitement de la surdité par le massage. (*Société de biologie.*)

La méthode graphique dans l'étude des voyelles. (*Institut.*)

Synthèse des voyelles. (*Institut.*)

Les phonographes et l'étude des voyelles, in-8° de 19 p.
avec fig.

Rôle de la cavité buccale et des ventricules de Morgagni
dans la phonation. (*Société de biologie.*)

Rôle de l'arthritisme dans la pharyngite granuleuse.
(*Académie de médecine*, 1899.)

Théorie de la formation des voyelles avec 43 fig.,
ouvrage couronné par l'Institut. (Prix Barbier, 1900.)

Acoumètre normal, appareil couronné par la Faculté de médecine. (Prix Barbier, 1900.)

Rôle de la chaîne des osselets dans l'audition. (*Académie de médecine*, 1900.)

Quelques remarques sur les otolithes de la grenouille. (*Institut*, 1901.)

Sur les otolithes de la grenouille. (*Institut*, 1901.)

Traitement scientifique de la surdité. (*Académie de médecine, Institut*, 1901.)

A propos du liquide de l'oreille interne chez l'homme. (*Société de biologie*, 1902.)

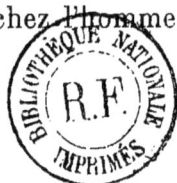

3839-02. — Corbeil. Imprimerie Éd. Crété.

www.ingramcontent.com/pod-product-compliance
Lightning Source LLC
Chambersburg PA
CBHW050500210326
41520CB00019B/6293